RAPPORT

SUR LES MESURES DE PROPHYLAXIE

CONTRE LES

MALADIES VÉNÉRIENNES

Adressé à M. le Maire de la ville de CETTE

PAR

Le Dr Adolphe DUMAS

Chirurgien-adjoint de l'hôpital de Cette, et médecin provisoire
du Dispensaire, etc.

> C'est le privilége du médecin et du
> magistrat de toucher aux plaies phy-
> siques et morales de l'humanité, et de
> rester indemne de souillure.

MONTPELLIER

TYPOGRAPHIE DE BOEHM ET FILS, PLACE DE L'OBSERVATOIRE

ÉDITEURS DU MONTPELLIER MÉDICAL.

—

1872

RAPPORT

SUR LES

Mesures de Prophylaxie contre les maladies vénériennes.

Si la prostitution est un mal devenu nécessaire et dont nos sociétés ne peuvent point se débarrasser, il est de la plus grande importance d'en restreindre la nuisible influence. Le mal vénérien, dont elle est le propagateur le plus puissant, ne borne pas en effet ses funestes atteintes à l'homme qui s'y expose; il frappe aussi sa descendance ; il vicie l'individu et la race[1].

Les mesures de prophylaxie contre les affections vénériennes sont donc d'un intérêt général et méritent la plus vive sollicitude, et du gouvernement, et des administrations municipales.

Parmi ces mesures, les unes sont générales et ont un caractère protecteur et tutélaire qui ne demande rien à l'initiative individuelle, sinon une confiance trop souvent déçue : telles sont les visites médicales plus ou moins nombreuses auxquelles les filles publiques sont soumises.

D'autres plus spéciales qui, nouvelles à Cette sans doute, sont depuis des années appliquées ailleurs, s'adressent directement à chacun de ceux qui fréquentent ces femmes.

---

[1] L'infection des armées étant le meilleur critérium de l'infection des populations, il ressort de documents statistiques officiels qu'en 1858, 1859 et 1860, la moyenne de vénériens militaires dans dix garnisons françaises, choisies parmi les moins infectées, a été de 5,63 pour 100 hommes d'effectif (Jeannel et Wleminckx). (Notons qu'à Montpellier elle a été de 8,01 0/0 et à Toulouse de 6, 95 0/0).

Cette moyenne de 5,63 prise sur les chiffres les plus bas est bien supérieure à celle que fournit l'armée belge, qui, pour ces trois années, n'est que de 3.04 pour 100 hommes d'effectif.

Différence en faveur de la Belgique : 2,59 p. 100. Une fois plus de vénériens dans l'armée française que dans l'armée belge !

Mêmes résultats dans la population civile des deux pays ! (Wleminckx).

Si, par hypothèse, on admettait que chaque soldat français malade ne l'avait été qu'une fois pendant ses sept années de service, le contingent à sa libération présenterait près de 40 p. 100 d'infectés !

Dans un pays comme le nôtre, où la natalité descend à un chiffre si bas, n'y a-t-il pas grand péril, si à cette infériorité vient s'ajouter une cause de dégénérescence de l'espèce qui agisse avec plus d'intensité qu'ailleurs !

Quoi ! par notre faute à tous, la France aurait des bras moins nombreux et moins vigoureux ! *Caveant consules* !

Elles ont pour but de leur faire connaître les dangers auxquels ils s'exposent et les moyens qu'ils devraient prendre pour s'y soustraire autant que possible, et de les mettre à même d'user de ces précautions dans leur intérêt.

Passons en revue ces deux ordres de mesures prophylactiques.

§ I. Prophylaxie générale. — Visites médicales.

Le dernier et excellent règlement sur la Police des mœurs arrêté à Cette, le 9 décembre 1872, porte :

« Art. 35. Les filles publiques de toute catégorie seront indistinctement visitées au dispensaire municipal par le médecin chargé du service.

« Chaque fille sera visitée une fois par semaine, et lors de son inscription et de son départ. »

Il faut que cet article soit exécuté dans toute sa rigueur.

Les visites faites dans les maisons, sans tenir compte des motifs de convenance qui doivent les faire proscrire, ne sauraient être pratiquées aussi sûrement et présenter les mêmes garanties que celles du dispensaire.

Dans le trajet du domicile au dispensaire, pendant l'attente d'une heure que l'art. 38 du règlement impose aux prostituées avant la visite, les résultats des lotions, des injections et autres précautions habituelles à ces femmes, ont eu le temps de disparaître, les sécrétions morbides de se reformer, et alors le médecin n'est plus aussi exposé à être trompé par leurs supercheries.

Il y a donc urgence à ce que le dispensaire soit convenablement et complètement installé.

Les art. 6 et 47 du même règlement visent les prostituées clandestines.

On ne saurait, je crois, les traquer assez. La prostitution clandestine est la plus dangereuse et celle qui perpétue la syphilis et propage le plus les affections blennorrhagiques[1].

---

[1] Les prostituées clandestines soumises par accident à la visite fournissent plus de malades que les inscrites.

A Bordeaux, pour une période de 15 annnées, on trouve la moyenne suivante :

Clandestines 26,64 cas de maladie sur 100 visites.

Publiques.... 1,58 — —

Résultats analogues partout ailleurs.

(Voir le très-remarquable Rapport présenté à la Société médicale de Bordeaux par le Dr L. Lande. V. Masson, 1873.)

Enfin, il faudrait, à l'exemple des médecins les plus compétents, et notamment de M. Wleminckx, inspecteur-général du service de santé de l'armée Belge, et dont le travail[1] a fourni les éléments de ce rapport et l'a inspiré, poser en principe d'interdire l'exercice de la prostitution à toute femme atteinte d'un écoulement anormal.

Sans vouloir discuter la nature de certains écoulements, il me suffit, dit ce médecin, d'avoir constaté qu'ils peuvent se communiquer tous, pour que j'aie le droit de dire qu'il est utile d'en tarir la source.

Cette mesure, parfaitement raisonnable d'ailleurs, paraîtra bien absolue et sévère, et dans la pratique, au début du moins, provoquera l'envoi à l'hôpital d'un grand nombre de femmes. On doit s'y attendre. Mais plusieurs ne feront qu'y passer après avoir été mises en observation et reconnues non dangereuses ; d'autres, plus nombreuses, je le crains, y seront retenues pour y être soignées.

Pour que cette mesure soit vraiment efficace, il faut une certaine entente et communauté de vues entre les médecins du dispensaire et celui qui à l'hospice est chargé spécialement de cette catégorie de malades. Nous croyons pouvoir y compter.

Placées en observation dans les salles de l'hôpital — et c'est là seulement que l'observation est possible et exempte de danger, — privées de tout moyen de supercherie, il sera plus facile de s'assurer si ces femmes ont un écoulement qui exige leur séquestration jusqu'à guérison, ou si elles peuvent sans inconvénient être mises en liberté.

Les avantages d'une telle sévérité ne seront pas tous immédiats ; quelques-uns se feront sentir dans un avenir plus ou moins prochain.

Certaines d'être arrêtées pour le moindre écoulement anormal, ces malheureuses deviendront plus prévoyantes, plus prudentes, plus précautionnées ; elles s'assureront au préalable de l'état de santé de leurs clients, et n'hésiteront pas à refuser leur commerce à tout homme qui leur paraîtra malade[2]. L'hôpital, il

---

[1] *Du mal vénérien en Belgique* (Communication à l'Acad. roy. de Belgique, 1862).

[2] Combien d'hommes atteints de gonorrhée, et le sachant bien, qui vont connaître ces femmes et les infectent, sans songer que par ricochet ils infectent leurs amis ! Ce côté de la prostitution n'est guère moins hideux que l'autre. Par malheur, il échappe à toute réglementation.

ne faut pas l'oublier, est un épouvantail pour ces femmes, et ce n'est pas sans raison. Aussi, il pourrait bien se faire que cette mesure si rigoureuse finisse par diminuer le nombre des admissions, après l'avoir momentanément élevé. Il n'y a rien de bien aventuré dans cette prévision.

§ II. Prophylaxie individuelle.

Les précautions particulières et individuelles pour se préserver autant que possible de la contagion sont à peu près ignorées ou dédaignées de tous ceux qui ont commerce avec les prostituées. Je ne parle pas du *condom*, cuirasse pour le plaisir, toile d'araignée contre le danger, au dire d'une femme d'esprit. Ce moyen est à peu près délaissé ; ce serait peine perdue que de le recommander.

Mais l'usage d'un corps gras avant tout rapprochement et des lotions ensuite avec un liquide spécial qui ait une certaine action sur le virus ; mais le conseil d'éviter toute déchirure, car c'est la porte ouverte à la contagion, et de se priver de tout rapport sexuel, si on est porteur de la plus légère écorchure, etc., qui le sait ou y songe parmi ceux qui hantent les filles publiques ? Ignorance et insouciance du danger, voilà bien deux puissants facteurs de la contagion vénérienne.

C'est ce qui a été compris à Bordeaux, où, il y a des années, une administration municipale fit rédiger une instruction médicale qui fut affichée par ordre dans toute chambre de fille soumise où les hommes sont admis.

Je la reproduis, en la complétant toutefois.

INSTRUCTION MÉDICALE ET HYGIÉNIQUE

relative au moyen de diminuer les dangers de la Contagion vénérienne.

Nouveau

« Toute déchirure ou écorchure légère des organes est la porte grandement ouverte à la contagion.

» Il faut donc :

» Éviter tout rapport sexuel si on est porteur de la moindre écorchure.

» Si pendant le rapprochement on se fait une déchirure, laisser saigner, puis se bien laver avec le liquide hygiénique et même se cautériser la plaie.

» L'expérience a démontré en outre que les précautions suivantes diminuent le danger de la contagion :

» Avant le rapprochement, enduire les organes d'un corps gras.

» Aussitôt après, laver soigneusement les organes avec le liquide hygiénique.

Nouveau { » Enfin, à l'aide de pressions répétées sur le gland, faire pénétrer cette Eau hygiénique dans le canal par une sorte d'aspiration.

» A cet effet, il y aura toujours dans chacune des chambres où les hommes sont admis :

» 1° Une bouteille d'eau hygiénique ;

» 2° Un pot de saindoux ou de cold-cream ;

» 3° Du linge blanc et deux vases remplis d'eau pure.

» *N. B.* L'emploi de ce liquide en injections sera aussi utile aux femmes. »

Comme à Bordeaux, ce liquide hygiénique sera délivré gratuitement par le dispensaire.

Voici la formule de celui de Bordeaux :

Alun cristallisé....	1,500 grammes.
Sulfate de protoxyde de fer.....	100 —
Sulfate de cuivre........... ..	100 —
Alcool aromatique camphré.....	60 —
Eau commune................	100 —

Cette formule déjà éprouvée peut être employée telle quelle. On pourrait cependant la rendre plus efficace en y ajoutant :

Acide phénique cristallisé......	20 grammes.
Essence de menthe...........	10 —
Essence de lavande...........	10 —
Alcool.....................	150 —

On supprimerait alors l'alcool aromatique camphré, devenu sans objet.

Ce liquide pourrait être employé pur ou mêlé à un tiers d'eau.

Il posséderait, et les propriétés astringentes et décomposantes des sulfates métalliques, et les propriétés désinfectantes et neutralisantes attribuées à l'acide phénique. Les essences aromatiques corroboreraient ses vertus et le rendraient d'un usage plus agréable.

Le prix de revient est des plus minimes. La plupart des substances qui le composent ont très-peu de valeur. Un pharmacien avec qui j'ai fait la préparation en offre la livraison à 3 fr. 50 pour 100 litres de liquide.

Le litre de liquide hygiénique reviendra au dispensaire à 3 centimes 1/2 seulement. Les substances seront livrées par paquets et par flacons pour 100 litres, et le mélange se fera au dispensaire même [1].

Il suffira de les jeter dans un vase d'une capacité suffisante, d'y verser 100 litres d'eau, et de remuer. La dissolution se fera toute seule.

La distribution de ce liquide hygiénique se fera journellement au dispensaire, à certaines heures et par les soins d'un agent de police.

Elle sera gratuite.

L'usage de cette eau hygiénique imposée au début se répandra, croyons-nous, à Cette aussi bien qu'à Bordeaux, où, selon le Dr Jeannel, elle a été acceptée avec un sentiment de gratitude par les filles mêmes, et réclamée souvent par les hommes, qui refusaient tout rapport avec elles si elles n'en étaient pas munies.

Dans toute chambre de fille recevant des hommes, l'instruction médicale sera collée sur un carton suspendu au mur ou collée sur le mur ou le derrière de la porte.

L'important, c'est qu'elle soit très en vue.

La maîtresse de maison ou la fille publique sera rendue responsable si elle disparaît et n'est pas aussitôt remplacée.

Telles sont, Monsieur le Maire, les mesures que j'ai l'honneur de soumettre à votre approbation.

Elles me semblent d'une exécution facile, peu dispendieuses et, je n'en doute point, efficaces.

Par le but qu'elles se proposent d'atteindre, elles méritent d'être prises en sérieuse considération par une administration et un conseil municipal que préoccupent justement les graves intérêts de la santé publique.

S'il est bien de guérir le mal, il vaut certainement mieux le prévenir, l'arrêter à sa source et lui arracher nombre de victimes, innocentes ou non.

On peut dire ici que vouloir c'est pouvoir.

Agréez.....

---

[1] Le dispensaire est situé au centre du quartier où les filles publiques sont reléguées. Celles-ci sont actuellement au nombre de 64, soit 1/390 de la population.

N. B. — Ce rapport ayant reçu l'approbation de M. le Maire, les mesures qu'il propose vont être mises à exécution dans quelques jours, avril 1873.